APRENDE A AUMENTAR AL MÁXIMO TU METABOLISMO

BAJA DE PESO ACELERANDO LA QUEMA DE CALORÍAS, ADELGAZA RÁPIDAMENTE CON UN METABOLISMO BASAL ULTRA PODEROSO

Jessy M. Brown

Índice

Introducción: Metabolismo..4

El metabolismo y la perdida de libras..........................8

Consejos y técnicas...13

Ejercicios..17

Variedad de ejercicios..24

Tu estilo de vida..29

Debes aprender a relajarte...................................34

Comer varias veces durante el día.........................40

Proteínas...44

Conclusión...47

Introducción: Metabolismo

Algunas personas piensan que el metabolismo es un tipo de órgano, o una parte del cuerpo, que influye en la digestión.

En realidad, el metabolismo no es una parte del cuerpo.

Metabolismo, es el proceso de transformación de los alimentos (por ejemplo, nutrientes) en combustible (por ejemplo, energía). El cuerpo utiliza esta energía para llevar a cabo una amplia gama de funciones esenciales.

De hecho, su capacidad para leer esta página es impulsada por su metabolismo.

Si no tuvieras metabolismo no podrías moverte.

De hecho, mucho antes de que te dieras cuenta de que no podías mover un dedo o levantar el pie, tus procesos internos se habrían detenido, porque los componentes básicos de la vida - circulando sangre, transformando oxígeno en dióxido de carbono, expulsando desechos potencialmente letales a través de los riñones, etc. - todo esto depende del metabolismo.

Aunque pensamos en nuestro metabolismo como una sola función, en realidad es un término comodín para un sinnúmero de funciones que están teniendo lugar dentro del cuerpo. Cada segundo de cada minuto de cada día de su vida, se están produciendo numerosas conversiones químicas a través del metabolismo o del funcionamiento metabólico.

En cierta forma, el metabolismo ha sido referido como un proceso de armonización que logra alcanzar dos funciones corporales críticas que parecen estar en desacuerdo entre sí.

➤ *El anabolismo y el catabolismo*

Nuestros cuerpos están continuamente creando más células para reemplazar las células muertas o disfuncionales. Por ejemplo, si usted se corta el dedo, su cuerpo comienza el proceso de creación de células de la piel para coagular la sangre y comenzar el proceso de curación al instante. Este proceso de creación es una respuesta metabólica, y se llama anabolismo.

Por otro lado, existe la actividad exactamente opuesta que tiene lugar en otras partes del cuerpo. En lugar de construir células y tejidos, el cuerpo está descomponiendo energía para que el cuerpo pueda funcionar.

Por ejemplo, a medida que usted hace ejercicio, su temperatura corporal aumenta y sus latidos cardíacos aumentan. A medida que esto sucede, su cuerpo requiere más oxígeno, por lo que su respiración aumenta. Si su cuerpo no pudiera adaptarse a este mayor requerimiento de oxígeno, usted colapsaría. Y todo esto requiere energía adicional.

Suponiendo que usted no esté exagerando, su cuerpo comenzará a convertir los alimentos en energía en un proceso metabólico llamado catabolismo.

Su metabolismo es un proceso constante que funciona de dos maneras aparentemente opuestas: el anabolismo utiliza la energía para crear células, y el catabolismo descompone las células para crear energía.

El metabolismo es un armonizador. Reúne dos funciones aparentemente opuestas, y lo hace de una manera óptima que permite al cuerpo crear células según sea necesario, y descomponerlas, de nuevo según sea necesario.

El metabolismo y la perdida de libras

Empecemos por las calorías: *¿Qué son las calorías?*

Las calorías son simplemente unidades de medida, no cosas reales. Son etiquetas como una pulgada que realmente no es nada, pero que miden la distancia entre dos puntos.

Entonces, *¿qué miden las calorías?*

Respuesta: *Energía.*

Su cuerpo crea energía a partir de los alimentos que usted come, ya sea que se trate de alimentos saludables o no. Crea energía a partir de frutas y verduras utilizando el mismo proceso que utiliza para crear energía a partir de barras de chocolate y caramelos.

Aunque usted sabe que es mejor para su cuerpo obtener energía de las frutas y verduras, su cuerpo no evalúa los alimentos. Crea energía a partir de lo que sea que le des de comer.

Suena extraño, pero al cuerpo no le importa. Para el cuerpo, la energía es energía. Se necesita lo que sea que se consiga, y realmente no sabe que algunos alimentos son más saludables que otros. Es como un triturador de basura: toma lo que pones en el suelo, tanto si se cae como si no.

Así que apliquemos esto al cuerpo y al aumento de peso. Cuando el cuerpo recibe una caloría debe hacer algo con esa energía. Si una zanahoria aporta 100 calorías al cuerpo, tiene que aceptar esas 100 calorías. Lo mismo ocurre con las 200 calorías de las barras de chocolate y los dulces.

El cuerpo hace una de dos cosas con la energía, o la metaboliza a través del anabolismo, o la metaboliza a través del catabolismo. Es decir, o bien convierte la energía (calorías) en células/tejido, o bien utiliza esa energía (calorías) para descomponer las células.

Cuando hay un exceso de energía, y el cuerpo no puede utilizarla para hacer frente a las necesidades del momento, se verá obligado a crear células con esa energía extra. Tiene que hacerlo.

No necesariamente quiere hacerlo, pero después de darse cuenta de que la energía no se puede usar para hacer nada (como ayudar a hacer ejercicio o digerir algún alimento), tiene que convertirla en células a través del anabolismo.

¿Y esas células extras? Sí, lo adivinaste: peso añadido.

En pocas palabras, todo el asunto de calorías/metabolismo/ganancia de peso se trata en realidad del exceso de energía. Cuando hay demasiadas calorías en el cuerpo, se transforman en grasa.

Algunas veces esas calorías extras se transforman en músculo. De hecho, los músculos requieren calorías para mantener su masa, por lo que las personas con un tono muscular fuerte queman calorías sin hacer nada; su metabolismo las quema por ellos.

Esta es la razón principal por la que el ejercicio y la construcción de músculo magro es parte de un programa general para impulsar su metabolismo. Mientras más músculo magro tenga, más lugares a los que puede ir el exceso de calorías antes de que se conviertan en grasa.

➤ *Algo adicional sobre las células grasas*

Hay un desagradable rumor que dice que las células grasas son permanentes. Desafortunadamente, el rumor es cierto. La mayoría de los expertos concuerdan en que una vez que las células grasas han sido creadas, son permanentes. Pero esto no significa pesimismo para aquellos de nosotros que podríamos aguantar perder unos kilos. Aunque los expertos creen que las células grasas son permanentes, también están de acuerdo en que las células grasas se pueden reducir. Así que incluso si el número de células grasas en su cuerpo sigue siendo el mismo, su tamaño, apariencia y porcentaje de su peso total, puede ser reducido

Consejos y técnicas

Lo más probable es que haya intentado aumentar su metabolismo al menos una vez en su vida. Tal vez usted no estaba muy seguro de lo que era un metabolismo, o no sabía cómo lograr sus objetivos.

Tal vez usted comenzó un riguroso programa de ejercicios de jogging y tonificación muscular. O bien, comenzó a comer varias porciones pequeñas al día, en lugar de tres porciones grandes tradicionales del tamaño de una comida. Tal vez usted comenzó a tomar todo tipo de suplementos que prometían aumentar su metabolismo.

La cosa es que todos estos métodos pueden funcionar.

El ejercicio, comer estratégicamente y asegurarse de que su cuerpo tenga suplementos adecuados para el catabolismo son tres de las muchas ideas para perder peso que generalmente son buenas.

Entonces, ¿cuál es el problema?

El problema es que muchos de nosotros no tenemos una comprensión científica real de qué, cómo o por qué estos métodos estimulan el metabolismo.

Por ejemplo, una persona puede comenzar un programa de ejercicio vigoroso que incluya movimientos aeróbicos cardiovasculares significativos, como trotar o andar en bicicleta. Después de una semana, esa persona puede notar una disminución de peso.

Pero, ¿se debe esto a un aumento del metabolismo? Tal vez sí, tal vez no. ¿Podría ser debido a la pérdida de agua a través de la transpiración que no se ha repuesto adecuadamente? Tal vez sí, tal vez no.

Muchas personas arriesgan su salud porque no entienden bien los consejos, estrategias y técnicas para mejorar su metabolismo. La popular y ampliamente respetada publicación en Internet i-Village, destaca 11 formas clave para acelerar el metabolismo. Para presentarlos y discutirlos más fácilmente aquí, hemos tomado estas 11 ideas clave y las hemos dividido en 3 amplias categorías:

- ✓ Ejercicio
- ✓ Estilo de vida
- ✓ Dieta

A medida que vaya repasando cada uno de los 11 puntos clave, notará que hay cierta superposición entre ellos. Por ejemplo, es difícil imaginar que introducir el ejercicio en su vida no lo es, una elección de estilo de vida.

No se quede atascado en las categorías; sólo se proporcionan para ayudar a organizar estos puntos, y para ayudarle a referirse a ellos fácilmente en el futuro. Lo importante es entender cada uno de los 14 puntos, y evaluar cómo puedes integrarlos responsablemente en tu vida.

Ejercicios

El ejercicio es una parte importante para estimular su metabolismo y quemar calorías.

A menos que usted nazca con uno de esos metabolismos inusualmente activos, que le permite comer miles de calorías al día sin aumentar de peso, usted es como la gran mayoría de nosotros que necesitamos darle a nuestros metabolismos una pequeña patada.

El ejercicio cardiovascular (aeróbico) es una parte importante para estimular su metabolismo. El aumento de la frecuencia cardíaca, la circulación sanguínea, la temperatura corporal y la ingesta de oxígeno o el intercambio de dióxido de carbono, todos envían mensajes a su sistema metabólico para iniciar el catabolismo (descomponer las células y utilizarlas como fuente de energía).

➤ *Construir Músculo*

Muchas personas, especialmente las mujeres, son muy desconfiadas acerca de un régimen de ejercicio que puede llevar al desarrollo muscular. Hay una percepción de que la construcción de músculo conduce a la masa muscular, y dentro de poco tiempo, se verán como un culturista.

Siempre y cuando las mujeres no estén complementando sus entrenamientos con suplementos específicos para la construcción de músculos, no hay necesidad de preocuparse, porque la construcción de músculo magro no los hará más voluminosos.

¿Pero por qué preocuparse por construir músculo en primer lugar?

Porque una libra de músculo quema más calorías que una libra de grasa. Así que mientras más músculo tenga, más calorías quemará. Ni siquiera tienes que hacer nada. Usted simplemente quemará más calorías, porque el músculo requiere una mayor inversión de energía.

Pero si usted construye músculo y luego lo deja sin hacer ejercicio, con el tiempo, las fibras musculares se debilitan y usted perderá esa maravillosa fábrica que quema calorías.

> ### *Entrenamiento a intervalos*

El principio básico de la pérdida de peso detrás del ejercicio es el catabolismo.

Esencialmente, si usted puede diseñar su cuerpo para que requiera más energía, su cuerpo cumplirá descomponiendo las células para entregarla. Y el proceso del metabolismo quema calorías.

Así que, basándose en esa lógica, el entrenamiento a intervalos encaja en el plan general. El entrenamiento a intervalos es simplemente añadir un componente de quema de alta energía a su plan de ejercicios de forma infrecuente, o a intervalos.

Por ejemplo, si usted puede hacer footing durante 20 minutos cada dos días, está estimulando su metabolismo y quemando calorías/energía. Pero en realidad puedes quemar desproporcionadamente más calorías si, durante esos 20 minutos de trote, añades un sprint de 30 segundos o 1 minuto.

Por qué? Porque durante estos 30 segundos o 1 minuto, le das a tu cuerpo un poco de sacudida.

No es una sacudida insana, pero lo suficiente como para que tu cuerpo tenga que subirle el volumen a las cosas. Y para compensar sus necesidades energéticas adicionales, el cuerpo quemará más calorías.

El entrenamiento a intervalos sólo funciona cuando es a intervalos. Los beneficios que usted disfruta como resultado del entrenamiento a intervalos se deben principalmente al hecho de que su cuerpo, de repente, necesita encontrar más energía.

Mientras avanzaba y satisfacía sus necesidades energéticas durante el ejercicio cardiovascular, de repente necesita agarrar algo más durante 30 segundos o un minuto; y en ese período, estimulará su metabolismo aún más.

Si decidieras extender tu sprint de 30 segundos o 1 minuto a uno de 20 minutos, simplemente no experimentarías todos los beneficios.

Sí, su cuerpo utilizaría más energía si se extendiera al rango más alto de su zona de entrenamiento aeróbico. Pero tu cuerpo no recibirá necesariamente esa sacudida que sólo proviene del entrenamiento a intervalos.

Así que recuerda: tu objetivo con el entrenamiento a intervalos es darle a tu cuerpo una sacudida saludable donde de repente se dice a sí mismo:

"¡Whoa! Necesitamos más energía aquí rápido, esta persona ha aumentado su ritmo cardíaco de 180 latidos por minuto a 190 latidos por minuto. Vamos a cualquier célula disponible, como esas células de grasa en la cintura, y las descomponemos a través del catabolismo para que esta persona pueda obtener la energía que necesita".

El entrenamiento a intervalos puede durar más de 30 segundos o un minuto. Algunos expertos sugieren que usted puede usar el entrenamiento a intervalos durante 30-40 minutos, dependiendo de su estado de salud y de la apariencia de su régimen general de ejercicios.

La razón por la que nos centramos en un tiempo de 30 segundos a 1 minuto es simplemente para que entiendas claramente que el entrenamiento a intervalos es una especie de mini entrenamiento dentro de un programa de entrenamiento.

Y, como siempre, no se exceda con su entrenamiento a intervalos. Su objetivo aquí es ser más saludable y fuerte, y perder peso en ese proceso.

No ganas nada si corres tan rápido o andas en bicicleta tan duro durante el entrenamiento a intervalos que te lastimas. De hecho, socavará su propia salud y posiblemente tendrá que dejar de hacer ejercicio mientras se curan los músculos desgarrados u otras dolencias.

Variedad de ejercicios

Hay algunas maneras fáciles de añadir variedad a su programa de ejercicios. Además del entrenamiento a intervalos, puede dividir una rutina más larga en partes más pequeñas.

Por ejemplo, en lugar de comprometerse a un entrenamiento de 1x1 hora al día, puede dividirse en entrenamientos de 2x30 minutos; o incluso, entrenamientos de 3x20 minutos.

También puede hacer ejercicio adicional en su rutina diaria haciendo cosas como subir por las escaleras en lugar de usar el ascensor. O empezar el día con una caminata rápida en lugar de un café y el periódico. En lugar de aparcar cerca de la entrada de un edificio, aparque lo más lejos posible y camine.

Todos estos consejos proporcionan dos

beneficios que estimulan el metabolismo.

Primero, pueden hacer que el ejercicio sea más divertido. Si bien es importante tener una rutina de ejercicios, no es conveniente tener una rutina de ejercicios aburrida, ya que entonces las probabilidades de dejar de hacerlo son mucho mayores.

Por lo tanto, añadir estos nuevos elementos a su compromiso general de ejercicio simplemente ayuda a animarle a seguir con el programa. Y puesto que el ejercicio es una parte esencial para estimular su metabolismo, cualquier técnica o consejo que le ayude a continuar ejercitándose a largo plazo es un consejo sabio.

El segundo beneficio importante de la variedad en su programa de ejercicio nos lleva de vuelta al concepto de entrenamiento a intervalos, discutido anteriormente.

Cuando usted agrega variedad a su

entrenamiento, su cuerpo no puede entrar en un surco. Recuerde, el cuerpo es una obra notable, y siempre se esforzará por hacer las cosas eficientemente.

Naturalmente, el estado general de su salud, que puede ser influenciado por la genética y otros factores fuera de su control, jugará un papel en la eficiencia de su cuerpo.

Pero independientemente de la forma en que su cuerpo esté unido, quiere hacer las cosas de la manera más eficiente posible. Así que cuando empiezas a hacer ejercicio, tu cuerpo desarrolla una expectativa de producción de energía. No lo hace para ser perezoso, lo hace porque es eficiente. Si su cuerpo comienza a predecir que usted necesita una cierta cantidad de energía para completar un trote de 20 minutos, pero luego usted corre durante 2 minutos, seguido de 5 minutos de caminata, 2 minutos de trote y 1 minuto de carrera a toda velocidad, su cuerpo puede requerir una gran cantidad de energía para ayudarle a lograr esto.

Como resultado, es posible que se encuentre sin aliento o cansado a medida que su cuerpo se esfuerza por satisfacer esta mayor demanda. Naturalmente, el catabolismo estará involucrado y su metabolismo corporal aumentará.

Pero con el tiempo, tal vez un mes o más, su cuerpo simplemente se volverá más eficiente. Se hará más fuerte, y será capaz de abastecer sus necesidades de energía mucho más eficientemente. Su salud ha mejorado y su cuerpo tiene que trabajar menos para satisfacer sus necesidades energéticas.

Irónicamente, esto puede en realidad oscurecer sus esfuerzos para estimular el metabolismo, porque usted quiere que su cuerpo comience el proceso de catabolismo, pero si su cuerpo está trabajando eficientemente, no excavará en sus reservas (por ejemplo, las células grasas) con el fin de proporcionarle la energía que necesita.

Así que el truco es mantener la variedad en tus entrenamientos. Muchas personas eligen el entrenamiento cruzado. Se dirige a diferentes grupos musculares, pero evita que su cuerpo encuentre un surco por el que trató de ayudarle a reducir la velocidad de su metabolismo.

Recuerda, tu cuerpo no lee libros como este. No es necesario, y no le importa. No tiene ni idea de que un metabolismo más rápido es "bueno" o "malo".

Tu estilo de vida

Equilibrar el trabajo, la familia, los pasatiempos y otros compromisos a menudo significa que nuestro estilo de vida no es tanto una elección, sino una necesidad, pero podemos hacer pequeñas cosas que ayudan a acelerar nuestro metabolismo.

¿Conoce a personas que eligen cuidadosamente comidas bajas en grasa y calorías, son muy disciplinadas cuando se trata de resistirse a la tarta especial de nueces del Chef para el postre y, sin embargo, piden una o dos copas de vino con su comida?

Estas personas están socavando sus esfuerzos para estimular su metabolismo.

Los estudios muestran que beber alcohol con las comidas en realidad fomenta la sobrealimentación, lo que significa más calorías que necesitan ser quemadas o transformadas en grasa.

Muchas personas simplemente no son conscientes de que muchas bebidas alcohólicas están cargadas de calorías, casi tanto como los refrescos azucarados.

Una botella de cerveza o un cóctel son unos pocos cientos de calorías. El vino es menos, pero aún así agrega su cantidad de calorías. El consejo aquí no es dejar de beber alcohol por completo, sino estar consciente de que está añadiendo a su consumo de calorías.

➢ *Descansar*

La mayoría de nosotros no tenemos tanto control sobre la cantidad de sueño como deberíamos. El trabajo, la familia, la educación, las tareas domésticas y muchas otras tareas pueden literalmente impedirnos dormir la cantidad de tiempo que necesitamos.

Los expertos nos dicen que dormir lo

suficiente mejora el metabolismo. Las personas que están constantemente privadas de sueño, por lo general se dan cuenta de que tienen menos energía para realizar sus actividades diarias y regulares.

Como resultado, las personas privadas de sueño a menudo reducen su propio metabolismo. Simplemente no tienen la fuerza para descomponer los alimentos de manera eficiente, particularmente los carbohidratos. Este es un tema muy difícil, porque muchas personas sólo pueden encontrar tiempo para hacer ejercicio tomando prestado su tiempo de descanso.

Por ejemplo, después de un largo día de trabajo y de ocuparse de los compromisos familiares y domésticos, una persona puede encontrar que el único tiempo que tiene para hacer ejercicio es tarde en la noche. Entonces, ¿qué debe hacer?

En última instancia, es una cuestión de equilibrio. Naturalmente, si usted está dispuesto a hacer ejercicio y su médico está de acuerdo en que es saludable para usted, entonces usted no se pondrá en forma durmiendo en lugar de haciendo ejercicio.

Sin embargo, si usted roba tiempo de su sueño para hacer ejercicio, en realidad puede hacer más daño que bien, porque al día siguiente, no tendrá suficiente energía para digerir lo que come. La respuesta a este círculo vicioso está en el equilibrio.

No tienes que hacer ejercicio todas las noches. O tal vez usted puede integrar un entrenamiento en su vida durante el día, tal vez a la hora del almuerzo o justo después del trabajo.

La mayoría de los gimnasios están abiertos muy temprano, algunos incluso están abiertos las 24 horas. Usted también puede conseguir algunos equipos de acondicionamiento físico para su casa y para hacer ejercicio allí.

Si usted encuentra que tiene problemas

para dormir, esto también puede afectar negativamente la velocidad de su metabolismo, porque no tendrá suficiente energía al día siguiente. El insomnio y otros trastornos del sueño son problemas muy comunes.

Algunos consejos no médicos para ayudarle a conciliar el sueño incluyen:

- No coma tarde en la noche
- Trate de beber leche tibia antes de acostarse
- No encienda el televisor por la noche
- Trate de practicar yoga u otras prácticas para aliviar el estrés.
- Trate de tomar un baño caliente antes de acostarse
- No haga ejercicio cerca de la hora de acostarse, su cuerpo puede estar tan energizado que no quiere dormir.

Debes aprender a relajarte

Hemos anotado brevemente el yoga en la lista de Cosas que Hacer arriba, y eso nos lleva a otra influencia clave de su metabolismo, el estrés.

Los expertos creen que el estrés puede enviar señales no deseadas a nuestro cuerpo, señales que llevan a un metabolismo más lento. Esencialmente, cuando el cuerpo está bajo estrés constante, libera hormonas del estrés que inundan el sistema. Estas hormonas del estrés en realidad le dicen al cuerpo que cree células de grasa más grandes en el abdomen. El resultado puede ser un aumento de peso y un metabolismo más lento.

Algunos aliviadores de estrés fáciles lo son:

✓ Camina más

- ✓ Escuchar música relajante
- ✓ Meditar
- ✓ Practicar yoga
- ✓ Coma alimentos no estimulantes (por ejemplo, sin cafeína, sin azúcar, etc.)
- ✓ Vuelva a centrarse en sí mismo y desestresarse

Por lo tanto, existe una relación entre la cantidad de estrés que experimenta y su capacidad para descomponer las células y perder peso.

Si no quiere relajarse, porque no tiene tiempo, su vida estresada probablemente está jugando un papel en su aumento de peso o en su incapacidad para perder peso.

> ### *Sólo para mujeres*

Los científicos han determinado que el período de 2 semanas antes de la menstruación es un tiempo de quema de grasa de primera calidad. Estudios australianos han demostrado que las mujeres fueron capaces de quemar hasta un 30% más de grasa en las dos semanas anteriores a su período.

En este momento, la producción de estrógeno y progesterona del cuerpo femenino está en su punto más alto. Debido a que estas hormonas le dicen al cuerpo que use la grasa como fuente de energía, el ejercicio durante este tiempo, realmente puede valer la pena. El cuerpo se inclinará a buscar células grasas para el catabolismo.

No odie las calorías

La palabra caloría tiene mala reputación. Constantemente nos encontramos con alimentos bajos en calorías o reducidos en calorías.

Las calorías que provienen del pastel son calorías vacías, lo que significa que no hay ningún valor nutricional real que su cuerpo pueda extraer y aprovechar. Pero en el panorama más amplio, no es prudente que su metabolismo se convierta en un evasor de calorías.

Si usted disminuye repentinamente la cantidad de calorías que consume, su cuerpo no tratará de hacer más con menos. No necesariamente provocará catabolismo y por lo tanto reducirá el peso y las células grasas. En lugar de eso, su cuerpo tratará de mantenerlo con vida desacelerando su metabolismo. Simplemente creerá que algo anda mal, tal vez estés atrapado en algún lugar sin comida, y comenzará a volverse muy tacaño con la energía.

Entonces, ¿cuál es el resultado final? Si su cuerpo necesita 2000 calorías al día para sobrevivir, y de repente le da sólo 1000, no comenzará a quemar 1000 calorías de células que usted tiene por ahí tiradas en sus michelines.

En su lugar, su cuerpo ralentizará su metabolismo. Realmente tratará de obtener tanta energía de esas 1000 calorías como pueda, porque no quiere desperdiciar nada.

Se sentirá más cansado porque su cuerpo está siendo muy avaro con la energía, y dedicará su ración de 1000 calorías a los sistemas esenciales, como el suministro de sangre y oxígeno.

Metabólicamente, usted no quemará calorías adicionales. De hecho, usted puede aumentar de peso al reducir drásticamente su consumo de calorías.

La otra cara de la moneda es que usted debe consumir una ingesta calórica diaria que sea proporcional a su tamaño corporal, tipo y objetivos de pérdida de peso.

Una vez que determine la cantidad de calorías que necesita, puede proporcionarlas a su cuerpo a través de calorías saludables y eficientes. Por ejemplo, si su cuerpo necesita 1500 calorías por día, y una rebanada de pastel de chocolate de doble chocolate proporciona 500 de ellas, usted puede ver que comer sólo una rebanada ocupará un tercio de sus necesidades calóricas diarias, y eso no es bueno.

Por otro lado, usted puede ver que beber una sabrosa fruta suave hecha con yogur y nueces puede entregar la mitad de las calorías, pero le proporciona nutrientes esenciales, vitaminas y otros elementos que su cuerpo necesita para hacer su trabajo de manera saludable.

Comer varias veces durante el día

Después de la discusión sobre las calorías, también es útil tener en cuenta que comer con frecuencia durante el día puede ser muy bueno para estimular el metabolismo. Hay un par de razones para ello.

La primera razón es que las personas que tienden a comer durante todo el día hacen considerablemente menos bocadillos. Como resultado, tienden a evitar las papas fritas o las barritas de caramelo que de otra manera podrían consumir si de repente tuvieran hambre.

Las personas que comen durante todo el día no tienden a experimentar fuertes dolores de hambre, porque tienen un flujo constante de alimentos que entran en el cuerpo.

La segunda razón es que, al comer

durante todo el día, usted está constantemente manteniendo su metabolismo en movimiento. Es como tener un generador funcionando todo el tiempo. Usará más electricidad que si la encendieras 3 veces al día.

Si planea comer con más frecuencia, debe llevar un diario de los alimentos que anote lo que come y bebe a lo largo del día.

Usted debe conocer los niveles de calorías de lo que come y también los valores nutricionales generales.

Sólo concentrarse en las calorías es la mitad del trabajo. Usted necesita asegurarse de que está comiendo suficientes proteínas, carbohidratos, grasas insaturadas y otras vitaminas y minerales que su cuerpo necesita para funcionar a niveles óptimos.

➢ *Comer más temprano*

El desayuno es la comida más

importante del día para estimular su metabolismo y ayudar a perder peso. Las personas que desayunan, están mucho menos inclinadas a comer bocadillos durante toda la mañana. Por supuesto, si usted está comiendo con más frecuencia, todavía puede comer algo entre el desayuno y el almuerzo.

Los estudios han demostrado que el metabolismo se ralentiza durante el sueño y que normalmente no vuelve a funcionar hasta que usted come. Por lo tanto, comenzar el día con el desayuno es como iniciar el metabolismo. De hecho, quemarás más calorías a lo largo del día, simplemente desayunando.

Recuerde, mientras desayuna, controle tanto las porciones como el contenido. Usted no quiere comer hasta el punto de estar completamente lleno, porque quiere comer durante todo el día y no podrá hacerlo si está lleno.

Al mismo tiempo, tenga cuidado con los

desayunos altos en grasa. Los estudios han demostrado que los desayunos ricos en grasa, como los que incluyen tocino y salchichas, no sólo aportan muchas calorías, sino que también te dan hambre de nuevo, muy pronto. Además de haber ingerido una gran cantidad de grasa y calorías, normalmente se encontrará de nuevo hambriento en unas pocas horas.

Alternativamente, los desayunos ricos en fibra tardan más en digerirse y, por lo tanto, el cuerpo no volverá a tener hambre durante un tiempo.

Esto es algo que hay que tener en cuenta; y puede explicar por qué muchas personas que desayunan se encuentran dolorosamente hambrientas a la hora del almuerzo. No es su "metabolismo hiperactivo" en el trabajo, es el alto contenido de grasa, que ha sido rápidamente digerido.

Proteínas

Los estudios han demostrado que tener la cantidad adecuada de proteína en su sistema, en realidad puede aumentar la velocidad de su metabolismo. Requiere más energía para descomponer las proteínas que muchos otros alimentos. Cuanto más tiempo le tome al cuerpo descomponer las proteínas, más calorías utilizará.

Diferentes personas requerirán diferentes cantidades de proteína diariamente. Aquellos que hacen ejercicio y construyen músculo normalmente necesitarán más que la cantidad promedio.

La Guía de Alimentos de la USFDA sugiere alrededor de 50 gramos de proteína al día para un adulto razonablemente activo.

Tenga en cuenta que algunas fuentes de proteína también son fuentes de grasa. Las hamburguesas de comida rápida pueden aportar hasta 20 gramos de proteína, pero también aportan una gran cantidad de grasa, lo que las hace casi inútiles desde el punto de vista nutricional. Asegúrese de que su fuente de proteína provenga de proteína magra. Típicamente, la proteína de algunos pescados y pollos es magra.

Si usted es vegetariano, o simplemente está buscando alternativas de proteína magra sin carne, el queso bajo en grasa, las legumbres (lentejas) y el yogur son buenas fuentes. Simplemente revise las etiquetas de los alimentos para determinar si la fuente de proteína es magra o grasa.

➤ *Hidratos de carbono*

Cuando el cuerpo digiere los carbohidratos, necesita picos de insulina. Cuando la insulina se libera en el sistema, promueve el almacenamiento de grasa y algunos expertos creen que también reduce la velocidad metabólica.

Los buenos tipos de carbohidratos para consumir son los que tienen un alto contenido de fibra y los que provienen de fuentes frutales y vegetales. Estas fuentes de carbohidratos no tienen un puntaje alto en el índice glucémico, por lo que no causan un aumento en los niveles de insulina y, por lo tanto, no promueven el almacenamiento de grasa.

Conclusión

Enhorabuena. Usted sabe más sobre el metabolismo y cómo aumentar la velocidad metabólica que la mayoría de las personas. Usted ha aprendido que el metabolismo es un proceso y no una parte real del cuerpo.

Armoniza dos funciones corporales esenciales: convertir los alimentos en células/tejidos y descomponer las células para proporcionar energía. Aprendimos que el primer proceso se conoce como anabolismo, y el segundo como catabolismo.

De hecho, es este último proceso el que influye en nuestra capacidad para perder peso y evitar que vuelva a aumentar.

Y más allá de los fundamentos biológicos, también aprendimos los 3 aspectos integrados de acelerar el metabolismo y perder peso, ejercicio, estilo de vida y dieta. Y dentro de cada una de estas 3 categorías había un total de 11 formas importantes, prácticas y bastante fáciles de estimular su metabolismo.

Ahora es el momento de actuar. El siguiente paso para estimular su metabolismo depende de usted. Buena suerte, diviértete y disfruta de una vida mejor y más delgada.

Sólo recuerde que todo no sucederá de la noche a la mañana y que tomará tiempo antes de que usted vea un cambio en su vida para mejor.

Ahora sí, te deseo lo mejor en tus resultados, y recuerda, todo es práctica; no te sirve de nada la teoría sin acción. Lleva a la vida real todo lo que aprendes.

Ahora quiero decirte que tengo un regalo para ti... Quiero compartir contigo un "programa online" que en verdad me ha ayudado mucho a obtener mis resultados rápidamente, este programa es de mi amigo "Carlos Morales".

(para acceder al programa online, puedes escanear este código)

Un fuerte abrazo, tu amiga, Jessy!

Por cierto, cuando logres conseguir tus resultados poco a poco, te recomiendo mucho, si deseas aprender mucho más acerca de métodos de bajar de peso, mi libro sobre "COMO PERDER 10 LIBRAS DE PESO EN 10 DÍAS RÁPIDAMENTE", es un libro que estoy segura de que te ayudara mucho en tu camino de la "buena salud".

Sin más dilación, puedes encontrarlo en el buscador de Amazon, como: "Como perder 10 libras de peso en 10 días rápidamente" ó buscando mi nombre, como: "Jessy M. Brown"... Una vez más te deseo éxito en tus resultados!